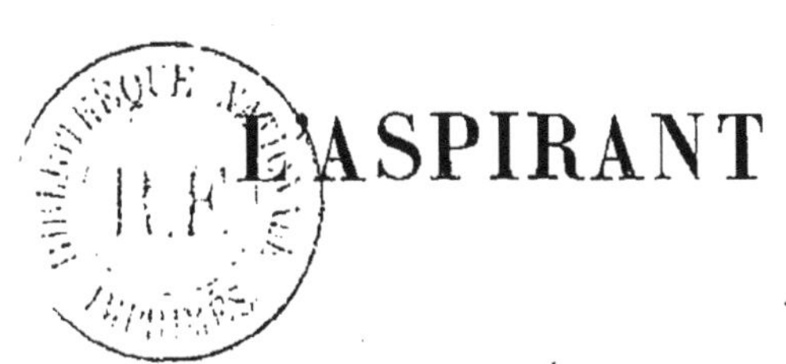

L'ASPIRANT

CHIRURGIEN-DENTISTE

PAR

FERNAND DES CILLEULS

SECRÉTAIRE DE LA FACULTÉ DE MÉDECINE
DE L'UNIVERSITÉ DE NANCY
CHEVALIER DE LA LÉGION D'HONNEUR
OFFICIER DE L'INSTRUCTION PUBLIQUE

> « Les étudiants doivent connaître
> les obligations que leur imposent les
> règlements universitaires. »
>
> (*Circ. minist.* du 6 nov. 1884.)

PARIS

A. MALOINE, ÉDITEUR

25-27, RUE DE L'ÉCOLE-DE-MÉDECINE, 25-27

1911

L'expérience acquise par de longues années passées dans les Facultés, comme secrétaire, a démontré à l'auteur les inconvénients, parfois graves, qui résultent pour les étudiants, de l'ignorance qu'ils ont des règlements scolaires.

Aussi le but de cet opuscule, comme de ceux qui l'ont précédé, est-il de faire passer sous les yeux des aspirants à la profession de chirurgien-dentiste, et dans l'ordre successif de leurs études, les divers règlements qu'ils doivent connaître avant, pendant et jusqu'après leur réception au grade.

L'auteur s'est attaché surtout à reproduire les textes, et les dates des règlements, afin d'éviter, au lecteur, s'il veut être exactement renseigné, des recherches parmi les nombreux ouvrages spéciaux qui contiennent les lois, décrets, circulaires et arrêtés — dont beaucoup sont abrogés ou tombés en désuétude — et qu'il est souvent très difficile de se procurer pour les consulter.

Octobre 1910.

F. des C...

L'ASPIRANT

CHIRURGIEN-DENTISTE

PAR

FERNAND DES CILLEULS

SECRÉTAIRE DE LA FACULTÉ DE MÉDECINE
DE L'UNIVERSITÉ DE NANCY
CHEVALIER DE LA LÉGION D'HONNEUR
OFFICIER DE L'INSTRUCTION PUBLIQUE

« Les étudiants doivent connaître
les obligations que leur imposent les
règlements universitaires. »
(*Circ. minist. du 6 nov. 1884.*)

PARIS

A. MALOINE, ÉDITEUR

RUE DE L'ÉCOLE-DE-MÉDECINE, 25-27

—

1911

L'ASPIRANT CHIRURGIEN-DENTISTE

« La loi sur l'exercice de la médecine du 30 novembre 1892 et les décrets complémentaires des 25 juillet et 30 novembre 1893 ont réglementé les conditions d'études et d'exercice de la profession de dentiste.

« Toute personne qui veut exercer l'art dentaire en France doit être pourvue du diplôme d'état de chirurgien-dentiste (1). »

Toutefois le droit d'exercer l'art dentaire a été maintenu à tout dentiste justifiant son inscription au rôle des patentes au 1ᵉʳ janvier 1892 (2).

Avant l'ouverture de l'année scolaire 1910-1911, les conditions pour l'obtention du diplôme de chirurgien-dentiste étaient les suivantes :

« 1° Posséder, soit le grade de bachelier, soit le certificat d'études primaires supérieures, soit le certificat d'études secondaires prévu par le décret du 30 juillet 1886, modifié par le décret du 25 juillet 1893 ;

« 2° Avoir fait, dans une Faculté de médecine où l'enseignement dentaire est organisé, ou dans une École dentaire reconnue, trois années d'études régulières ;

1. Rapport au Président de la République Française du 11 janvier 1909.
2. V. Loi du 30 novembre 1892, art. 32, p. 60.

« 3⁰ Avoir subi avec succès trois examens spéciaux devant une Faculté de médecine. »

« Les élèves en cours d'études et ceux dont la
scolarité sera terminée à la date de la promulgation du présent décret (1) subiront les examens
suivant le régime prévu par les décrets du 25 juillet 1893 et du 31 décembre 1894 (2). »

1. « A partir de l'année scolaire 1910-1911, nul ne sera au-
torisé à entreprendre les études en vue du diplôme de chirurgien-dentiste d'après le régime établi par le décret du 25 juillet 1893. » (Décret du 26 juillet 1909, art. 1ᵉʳ, § 2.)
2. Décret du 11 janvier 1909, art. 16

L'ASPIRANT CHIRURGIEN-DENTISTE

Diplôme de chirurgien-dentiste

(Décret du 11 Janvier 1909) (1).

Durée des Études.

« Article premier. — Les études en vue du diplôme de chirurgien-dentiste durent cinq années, savoir :

« Deux années de stage ;

« Trois années de scolarité.

« Le stage et la scolarité sont accomplis, soit dans les Facultés et Ecoles de médecine où l'enseignement dentaire est organisé, soit dans les établissements libres d'enseignement supérieur dentaire constitués conformément aux prescriptions du décret du 31 décembre 1894 (2).

1. « Les dispositions du présent décret seront mises à exécution à partir du 1ᵉʳ novembre 1909. »
« Toutefois, du 1ᵉʳ juillet 1909 au 30 octobre 1911, il sera encore tenu des sessions d'examens pour l'obtention du certificat d'études prévu par le décret du 25 juillet 1893. » (Art. 17.)
2. « Les Écoles dentaires seules, ainsi qu'un certain nombre de chirurgiens-dentistes diplômés de Paris et des grandes villes de province, en particulier de celles qui sont le siège d'une

« Les docteurs en médecine et les chirurgiens-dentistes, diplômés d'une Faculté de médecine française, qui dirigent un laboratoire de prothèse dentaire, situé au chef-lieu académique,pourront, sur leur demande et après avis de la Faculté ou École, être autorisés par le Recteur à recevoir des stagiaires.

« En aucun cas, ils ne seront autorisés à recevoir chacun plus de trois stagiaires. »

« Pour arriver à donner aux dentistes la dextérité et l'habileté opératoires qui leur sont nécessaires, le stage doit comprendre d'abord un travail manuel technique dans un laboratoire spécialement outillé. Il est indispensable que les élèves apprennent à faire l'examen d'une bouche ou d'une dent, qu'ils s'exercent aux manœuvres d'extraction, de redressement et de dentisterie opératoire, qu'ils s'accoutument à l'emploi des anesthésiques et à l'auscultation du cœur, toutes connaissances qui ne peuvent s'acquérir que dans des salles de consultation ou dans le cabinet d'un dentiste ayant un laboratoire (1). »

Université, peuvent offrir les laboratoires nécessaires à la plupart des besoins du stage. Il serait donc difficile de frapper à d'autres portes qu'à celles-là, et encore est-il nécessaire que l'autorisation de recevoir des stagiaires soit donnée par le Recteur après avis des Facultés ou Écoles de médecine. »

(Rapport au Président de la République française du 11 janvier 1909.)

1. Rapport du 11 janvier 1909.

Stage.

« Art. 2. — Le stage est constaté au moyen d'inscriptions.

« Nul ne peut se faire inscrire comme stagiaire s'il n'a seize ans accomplis et s'il ne produit, soit le diplôme de bachelier (1), soit le brevet supérieur de l'enseignement primaire, soit le certificat d'études primaires supérieures.

« Le diplôme de fin d'études de l'enseignement secondaire des jeunes filles est admis pour l'inscription au stage. »

« Aucune dispense ne sera accordée (2). »

« Art. 3. — Les inscriptions de stage sont reçues au secrétariat de la Faculté ou de l'École de médecine (3).

1. « S'il importe de ne pas rendre trop difficile l'accès de la carrière de dentiste, on doit être également soucieux d'exiger des candidats un savoir capable d'en élever le niveau scientifique et moral, en même temps que de faire cesser le discrédit qui a plus ou moins justement pesé jusqu'ici sur la profession de dentiste. On a donc pensé qu'il fallait exiger des candidats, soit le diplôme de bachelier, soit le certificat d'études primaires supérieures, soit le brevet supérieur de l'enseignement primaire. On ne saurait non plus, à notre époque, exclure les femmes de l'exercice d'une profession qui est tout à fait à leur portée et conforme à nos mœurs. Elles pourront présenter le diplôme de fin d'études secondaires des jeunes filles. » (Rapport du 11 janvier 1909.)

2. D. 12 mai 1909, art. 1ᵉʳ. Il s'agit ici de dispense du grade de bachelier ou des certificats mentionnés dans cet article.

3. « Les inscriptions de stage sont gratuites. Toutefois les élèves qui accompliront, près des Facultés de médecine, les

« Il est remis à chaque stagiaire une expédition de son inscription mentionnant ses nom, prénoms, date et lieu de naissance.

« Art. 4. — L'inscription doit être renouvelée pour la deuxième année au mois de juillet.

« Elle n'est renouvelée que sur la production d'un certificat de présence délivré par le doyen de la Faculté, ou par le directeur de l'École, ou par le directeur du laboratoire auquel le stagiaire est attaché.

Facultés mixtes de médecine et de pharmacie, les Écoles de plein exercice et préparatoires de médecine et de pharmacie le stage de deux ans prévu à l'article 1er du décret susvisé, seront soumis chaque année à l'immatriculation.

« Ils seront, en outre, astreints au paiement d'un droit annuel de travaux pratiques obligatoires de 60 francs, *payable par trimestre* : dans les Facultés de médecine et les Facultés mixtes de médecine et de pharmacie, ce droit sera perçu au profit des Universités ; dans les Écoles de plein exercice et préparatoires de médecine et de pharmacie, il sera perçu au profit des villes. » (D. 4 novembre 1909, art. 2.)

« J'ai été consulté sur la question de savoir si les inscriptions de stage prévues aux articles 2 et 3 du décret du 11 janvier 1909, portant réorganisation des études en vue du diplôme de chirurgien-dentiste pourraient être délivrées par les Écoles libres dentaires comme le sont actuellement les inscriptions afférentes aux trois années de scolarité.

« J'ai soumis la question à la Commission de médecine du Comité consultatif de l'Enseignement public. Le Comité a été d'avis qu'elle ne pourrait être résolue que par la négative. L'article 3 du décret du 11 janvier est, en effet, formel : « Les inscriptions de stage sont reçues au secrétariat de la Faculté ou de l'École de médecine. »

« J'ai adopté l'avis du Comité. » (Dépêche min. du 31 juillet 1909.)

« Si le stagiaire, sans sortir du chef-lieu académique où il a pris son inscription, passe d'un laboratoire de prothèse dentaire dans un autre, il est tenu de produire, pour le renouvellement de son inscription, outre un nouveau certificat de présence, des certificats délivrés par les directeurs de laboratoire chez lesquels il a travaillé de puis la précédente inscription.

« Il est fait mention de ces pièces sur le registre et sur l'extrait d'inscription.

« Quand un stagiaire change de chef-lieu académique,il est tenu de se faire inscrire de nouveau, dans le délai de quinzaine, dans sa nouvelle académie, en produisant un extrait de ses précédentes inscriptions, constatant les périodes de stage qu'il a régulièrement accomplies jusqu'au jour de son départ.

« Toute période de stage qui n'a pas été constatée, conformément aux dispositions qui précèdent, est considérée comme nulle.

« Art. 5. — Aucune dispense de stage ne sera accordée. »

Immatriculation.

« Nul, sauf les exceptions prévues aux articles 25 (1) et 26 (2) du présent décret, n'est admis aux

1. « Ne sont pas astreints à l'immatriculation les savants, professeurs et docteurs français et étrangers admis par le doyen ou directeur, sur la proposition des professeurs, dans les conférences ou dans les laboratoires des universités. »
2. Voir p. 42, art. 26.

travaux d'une Faculté ou École, s'il n'est porté comme étudiant sur le registre d'immatriculation de la Faculté ou École (1). »

« Sont portés d'office sur le registre d'immatriculation, les étudiants inscrits en vue d'un grade déterminé, en exécution de l'article 8 du présent décret. (V. p. 14). Les autres sont immatriculés sur la production :

« 1° De leur acte de naissance (2) ;

« 2° De l'autorisation de leur père ou tuteur, s'ils sont mineurs ; 3° de leurs diplômes ou certificats ; 4° d'un certificat de revaccination (3).

« L'immatriculation ne vaut que pour l'année scolaire. Elle doit être renouvelée annuellement (4).

« L'immatriculation est personnelle. Nul ne peut se faire immatriculer par un tiers (5). En se faisant immatriculer, l'étudiant est tenu de déclarer sa résidence personnelle, ainsi que celle de ses parents ou tuteurs. Il est également tenu de déclarer tout

---

1. D. 21 juillet 1897, art. 3.

2. Aux termes de la circulaire du 11 mai 1907, l'extrait prévu par l'article 57 du Code civil tient lieu de la copie intégrale de l'acte de naissance.

Art. 57 *du Code civil* (modifié par la loi du 30 novembre 1886): « Les dépositaires des registres de l'état civil sont tenus de délivrer des extraits indiquant, sans autres renseignements, l'année, le jour, l'heure et le lieu de naissance, le sexe de l'enfant, ses prénoms, les noms, prénoms, professions et domicile des père et mère. »

3. D. 21 juillet 1897, art. 4. Arr. minist., 6 janvier 1891.

4. D. 21 juillet 1897, art. 5.

5. D. 21 juillet 1897, art. 11.

changement de l'une ou de l'autre de ces résidences (1).

« A l'immatriculation est attaché un double droit:
le droit d'immatriculation proprement dit (20 fr.) et
le droit de bibliothèque (10 fr.) (2).

« Un étudiant, élève ou auditeur bénévole, ne
peut entrer dans un service quelconque d'Université sans être immatriculé (3).

« Une carte est délivrée gratuitement à tout étudiant immatriculé. Elle ne vaut que pour l'année
scolaire. Elle doit être renouvelée chaque année
contre remise de la carte de l'année précédente.
En cas de perte, il peut en être délivré un duplicata (4).

« Les cartes d'étudiant sont rigoureusement personnelles. Elles ne doivent pas être prêtées (5). »

Examen de validation de stage.

« Il est institué un examen de validation de stage,
comprenant des connaissances générales sur la
physique, la chimie, la mécanique et la métallurgie appliquées à l'art dentaire. Cet examen portera
en outre sur la dentisterie proprement dite, c'est-
à-dire sur tout ce qui touche au moulage, à la
prise d'empreintes, aux appareils de redresse-

1. D. 12 juillet 1897, art. 12.
2. Circul. min., 16 octobre 1897.
3. Note ministérielle, 12 juin 1899.
4. D. 21 juillet 1897, art. 6.
5. D. 21 juillet 1897, art. 7.

ment, aux extractions dentaires et au maniement des substances métalliques servant à la prothèse. Cette dernière, exigeant une préparation plus longue que la durée du stage ne sera l'objet d'épreuves que dans les examens de scolarité (1). »

Jury. — *Sa composition.* — « Art. 6. — Les stagiaires qui justifient de deux années régulières de stage subissent un examen de validation devant un jury nommé par le recteur et composé de deux docteurs en médecine ou chirurgiens-dentistes exerçant l'art dentaire et d'un professeur ou d'un agrégé d'une Faculté de médecine, président.

Dates des sessions. — « Les sessions d'examens ont lieu deux fois par an, en juillet et en novembre, dans les Facultés ou Écoles de médecine.

« Les candidats déposent leurs certificats de stage en se faisant inscrire pour l'examen.

Matières de l'examen. — « Art. 7. — L'examen de validation comprend :

« 1° L'exécution d'un dessin représentant schématiquement la forme extérieure et l'anatomie d'une ou de plusieurs dents ;

« 2° Une épreuve pratique de modelage (reproduction en cire, plâtre, bois ou ivoire d'une dent ou de plusieurs dents) ou de moulage d'une empreinte de la bouche ;

« 3° Une épreuve pratique de prothèse dentaire : exécution d'un appareil comprenant au moins une partie métallique estompée ou soudée ; .

« 4° Des interrogations sur la physique, la méca-

1. Rapport du 11 janvier 1909.

nique, la chimie et la métallurgie appliquée à l'art dentaire, d'après un programme fixé par arrêté ministériel (1). »

« Il est accordé deux heures pour le dessin ; quatre heures pour la deuxième épreuve, modelage ou moulage ; huit heures pour l'épreuve pratique de prothèse.

« L'ensemble des interrogations dure une demi-heure au plus pour chaque candidat.

Valeur des épreuves. — « Art. 8. — La valeur de chaque épreuve est exprimée par une des notes ci-après : *très bien, bien, assez bien, médiocre, mal.*

Ajournement. — « Est ajourné à la session suivante, après délibération du jury, tout candidat qui a mérité soit deux notes *médiocre*, soit la note *mal* ».

« Aucun candidat ne peut se présenter à l'examen de validation devant deux Facultés différentes pendant la même session. Le candidat devra déclarer par écrit, au moment de subir l'examen, qu'il ne s'est pas déjà présenté dans la session.

« En cas d'infraction à cette disposition, l'article 33 du décret du 21 juillet 1897 (2) sera appliqué au délinquant. »

1. V. p. 16.
2. Voir p. 54, titre III : *De la Discipline.*

Programme.

(Arr. minist. du 11 janvier 1909.)

PHYSIQUE APPLIQUÉE

Pesanteur. Usage de la balance.

Hydrostatique. Transmission des pressions. Presse hydraulique. Usages dentaires.

Étude des gaz. Pression atmosphérique ; son rôle dans la rétention des appareils. Compressibilité et raréfaction des gaz. Appareils à air comprimé employés en art dentaire : maillet, moteur à air comprimé.

Chaleur : conductibilité. Sensation du chaud et du froid sur les obturations métalliques.

Thermométrie. Thermomètres médicaux.

Dilatation. Déformations dues à la dilatation.

Changements d'états. Mélanges réfrigérants. Froid produit par l'évaporation.

Anesthésie par réfrigération. Vulcanisateur.

Mouvement vibratoire. Inscription des vibrations ; leur emploi dans les appareils enregistreurs des mouvements physiologiques.

Optique. Notions d'optique physique. Réflexion et réfraction de la lumière. Dispersion. Diverses sortes de radiations. Appareils d'optique. Microscope.

Phosphorescence. Fluorescence. Interférences; polarisation ; notions sur le saccharimètre.

Électricité. Sources d'électricité statique et d'électricité dynamique. Étincelle. Courant.

Galvanoplastie. Dorure des plaques et des appareils dentaires.

Chaleur développée dans les circuits électriques. Lampes et appareils de chauffage employés en art dentaire.

Déviation de l'aiguille aimantée par le courant. Appareils de mesure.

Notions de mesures électriques.

Induction. Machines dynamo-électriques. Renseignements pratiques sur la production, la distribution et l'installation des courants électriques. Appareils dentaires : lampes, bouillottes, maillets et tours électriques. Bobine de Rhumkorff. Principes de radiographie dentaire.

CHIMIE APPLIQUÉE

Généralités.

Exposé du programme. Corps simples et corps composés. Lois de la conservation de la matière et de l'énergie.

Lois des actions chimiques. Théorie atomique. Classification. Nomenclature. Formules chimiques.

Isomérie. Allotropie. Dissociation. Fonctions chimiques. Radicaux.

CHIMIE MINÉRALE

Hydrogène. Oxygène. Ozone. Eau. Eau oxygénée : son titrage.

Azote.

Air atmosphérique. Sa composition.

Protoxyde d'azote. Acide azotique. Ammoniaque.

Soufre. Acide sulfureux. Acide sulfurique. Hydrogène sulfuré.

Chlore. Iode. Brome. Acide chlorhydrique.

Phosphore. Acide phosphorique.

Arsenic. Acide arsénieux.

Carbone. Acide carbonique. Oxyde de carbone. Sulfure de carbone.

Silice. Acide borique.

Généralités sur les métaux.

Potassium, sodium, calcium et leurs sels.

Aluminium, magnésium, zinc et leurs composés.

Etain, antimoine, bismuth.

Fer et chrome.

Plomb, cuivre, mercure.

Argent, or, platine.

Alliages, amalgames et ciments dentaires.

NOTIONS ÉLÉMENTAIRES DE CHIMIE ORGANIQUE ET DE CHIMIE PHYSIOLOGIQUE ET PATHOLOGIQUE

Carbures d'hydrogène. Benzine. Essence de térébenthine. Chloroforme. Iodoforme. Gaz d'éclairage.

Alcool éthylique. Éther. Bromure d'éthyle. Éther ordinaire.

Glycérine. Corps gras.

Aldéhydes. Chloral. Formol.

Phénol. Gaïacol.

Acide acétique. Acide lactique. Acide benzoïque. Acide salycilique.

Alcalis organiques. Amines. Aniline. Alcaloïdes.

Hydrates de carbone. Matières sucrées et amylacées.

Matières albuminoïdes.

Sang : composition; coagulation.

Foie. Fonction glycogénique. Bile ; composition.

Salive. Suc gastrique. Suc pancréatique.

Urine normale. Composition : urée ; chlorures, phosphates, etc.

Urine pathologique : albumine, sucre, sang, etc.

Composition chimique des os et des dents.

MÉCANIQUE APPLIQUÉE

Du mouvement. Principes des divers modes de production du mouvement : chute d'un corps pesant, chute d'eau, compression de l'air, air chaud, vapeur d'eau, mélange détonant, électricité.

Transmission et transformation du mouvement. Organes mécaniques : poulies et courroies, engrenages, bielles et manivelles. Description du tour d'atelier et du tour à fraiser.

Equilibre des forces. Parallélogramme des forces. Théorie du levier. Applications à la théorie des appareils d'extraction, clefs, daviers, élévateurs. Applications à la théorie des appareils de redressement les plus simples.

De la masse. Théorie du marteau. Application aux fouloirs et maillets employés en art dentaire.

Transmission du travail par les machines. Petits moteurs employés en art dentaire.

MÉTALLURGIE APPLIQUÉE

Propriétés particulières des métaux : malléabilité, ductilité, ténacité, dureté, conductibilité à la chaleur. Modifications apportées à ces propriétés par le travail des métaux. Ecrouissage.

Alliages et amalgames. Modifications générales apportées par l'alliage aux propriétés des métaux constituants.

Principaux métaux et alliages employés en art dentaire.

Or. Ses usages dentaires : plaques, couronnes, obturation, or adhésif et non adhésif. Platine.

Argent. Etain. Alliages pour amalgames. Cuivres.

Mercure. Amalgames divers.

Plomb, zinc, antimoine. Métaux et alliages pour moules et porte-empreintes. Soudures.

Aluminium. Alliages d'aluminium.

Composés métalliques : oxyde de zinc. Emploi dans la confection des ciments dentaires. »

Scolarité. Inscriptions.

« Tout étudiant qui poursuit l'obtention d'un des grades institués par l'État est astreint aux inscriptions trimestrielles prévues aux règlements spéciaux de ce grade (1). »

Des avis affichés trimestriellement à la Faculté ou Ecole indiquent les dates de la prise des inscriptions.

« La première inscription ne peut être prise après le 1er décembre (2).

« Le registre des inscriptions est tenu sans blancs ni lacunes. Il est clos aux dates réglementaires par le Doyen et visé ensuite par le Recteur ou son délégué (3). » « Les inscriptions sont personnelles. Nul ne peut se faire inscrire par un tiers (4). » En se faisant inscrire, l'étudiant est tenu de déclarer sa résidence personnelle, ainsi que celle de ses parents ou tuteur. Il est également tenu de déclarer tout changement de l'une ou l'autre de ces résidences (5). »

1. D. 21 juillet 1897, art. 8.
« Pendant les trois années de scolarité, les aspirants (en chirurgie dentaire) prennent douze inscriptions trimestrielles. La première inscription doit être prise au trimestre de novembre sur la production du certificat d'examen de validation de stage. » (D. 11 janvier 1909, art. 9.)
2. D. 21 juillet 1897, art. 14.
3. D. 21 juillet 1897, art. 10.
4. D. 21 juillet 1897, art. 11.
5. D. 21 juillet 1897, art. 12.

« Il est interdit de prendre simultanément des inscriptions en vue du même grade soit dans deux établissements publics, soit dans un établissement public et dans un établissement libre (1). »

Inscriptions trimestrielles. — « Les inscriptions consécutives à la première sont prises à chaque trimestre dans les délais réglementaires. Pour être admis à les prendre, l'étudiant doit justifier de son assiduité aux cours et exercices obligatoires. »

Suspension des inscriptions. — Le cours des inscriptions est suspendu pendant le temps passé sous les drapeaux.

Inscriptions rétroactives. — « En cas de maladie dûment constatée ou d'empêchement légitime, le Doyen peut accorder l'autorisation de prendre soit une inscription après clôture du registre, soit, cumulativement avec l'inscription d'un trimestre, l'inscription du trimestre précédent. Toute autorisation d'inscriptions rétroactives portant sur plus d'un trimestre est réservée à la décision du ministre (2). »

« Toute concession d'inscriptions rétroactives ou cumulatives portant sur plus d'un trimestre est réservée à la décision du ministre (2). »

L'étudiant qui se trouve dans un des cas précités pourra rédiger une demande (sur feuille à 0 fr. 60), dans laquelle il exposera les motifs qui l'ont empêché de prendre cette ou ces inscriptions.

1. D. 21 juillet 1897, art. 17.
2. D. 21 juillet 1897, art. 15. Circul. min., 16 octobre 1897.

Il y joindra les pièces justificatives des faits qu'il énonce (1).

Manque d'assiduité. Refus d'inscription. — « L'inscription d'un trimestre peut être refusée pour manque d'assiduité, par décision du Conseil de la Faculté ou de la Commission scolaire nommée par lui. La décision est définitive (2). L'inscription refusée peut être autorisée rétroactivement, dans les mêmes formes, au trimestre suivant (3). »

Péremption des inscriptions. — « Sauf motifs jugés valables par la Faculté, les inscriptions correspondant à un examen sont périmées de plein droit si, dans les deux ans qui suivent la dernière, l'étudiant n'a subi aucune épreuve.

« Elles sont également périmées si l'étudiant s'est présenté sans succès à l'examen, mais n'a pas renouvelé l'épreuve avant l'expiration des délais ci-dessus indiqués.

« Dans le cas où l'épreuve a été renouvelée sans succès avant l'expiration de ces délais, les inscriptions restent valables pour l'année scolaire qui suit celle en cours de laquelle a eu lieu le dernier ajournement.

« Dans tous les cas, le bénéfice des examens subis avec succès demeure acquis.

« Le temps passé sous les drapeaux s'ajoute au délai entraînant la péremption (4). »

1. Voir: *Travaux pratiques facultatifs*, p. 38.
2. Voir: *Changement d'établissement*, p. 37.
3. D. 21 juillet 1897, art. 16.
4. D. 21 juillet 1897, art. 19.

Exemption des droits.

« Ne sont passibles d'aucun droit : 1º les fils de professeurs de Faculté, dans la Faculté où le père professe ; 2º les élèves qui ont obtenu le prix d'honneur au concours général, dans toutes les Facultés où ils se présentent (1)... »

« L'élève qui aura remporté, dans le concours général des lycées et collèges des départements, le *prix d'histoire*, sera exempt des frais d'études dans toutes les Facultés ou Écoles dont il suivra les cours. Cette exemption comprendra les frais d'inscriptions, d'examen, de thèse, de certificat d'aptitude et de diplôme (2). »

D'autres gratuités sont accordées par les Universités. Se renseigner près des secrétaires.

Le candidat qui échoue à un examen, ayant épuisé son droit à la gratuité, ne peut se représenter aux mêmes épreuves qu'en acquittant les droits d'examen proprement dits (3).

Gratuité des inscriptions (4).

« Sont dispensés de ce droit d'inscription les boursiers, les maîtres répétiteurs et maîtres d'é-

1. Règl., 27 novembre 1834, art. 56.
2. Ces dispositions ont été appliquées à l'élève qui obtient le même prix au concours général des Lycées et Collèges de Paris et de Versailles. (Arr. min., 26 novembre et 2 décembre 1864.)
3. Circul. min., 30 novembre 1867.
4. D. 31 mars 1887.

tudes des établissements publics d'enseignement secondaire (maîtres répétiteurs, stagiaires, titulaires et auxiliaires des lycées et collèges et répétiteurs pourvus d'un congé régulier). Peuvent en outre être dispensés un dixième des étudiants astreints au droit d'inscription dans chaque établissement (1). La dispense d'inscription aux boursiers des Facultés par la loi du 26 février 1887 s'applique à tous les titulaires de bourses entretenues près de ces établissements, soit sur les fonds de l'État, soit sur les fonds de l'Université, versés par les départements, les villes ou les particuliers (2). »

« Chaque année, avant l'ouverture des cours et dans les limites prévues par la loi (2), le ministre de l'Instruction publique fixe pour chaque établissement le nombre des étudiants qui peuvent être dispensés du droit d'inscription » (3).

« Le nombre de dispensés est calculé d'après le nombre des inscriptions prises dans chaque établissement, au cours de la précédente année scolaire, déduction faite des dispenses de droit, c'est-à-dire des dispenses des maîtres répétiteurs, des boursiers et des exemptions résultant des règlements antérieurs (4)... »

En résumé, le dixième des gratuités accordées est calculé sur le total des inscriptions payées

1. Instr., 1er avril 1887.
2. D. 31 mars 1887, art. 2.
3. Un dixième. D. 31 mars 1887, art. 4.
4. Instr., 1er avril 1887.

augmenté du total des inscriptions prises par les dispensés du dixième (grades d'État) (1).

« Les demandes, en vue de la dispense des droits d'inscription, sont adressées au Doyen de la Faculté, du 15 octobre au 1er novembre. Elles sont accompagnées : d'un état certifié par le maire, énonçant la situation de fortune de l'étudiant et de sa famille; s'il s'agit d'inscriptions de l'année, d'un extrait du dossier scolaire certifié par le chef ou les chefs des établissements d'enseignement secondaire où le postulant a fait ses deux dernières années d'études; s'il s'agit d'inscriptions de deuxième et de troisième années, d'un certificat d'assiduité aux cours et aux travaux pratiques de l'année précédente, délivré par les professeurs et chefs de travaux pratiques compétents.

« Le Doyen, après avis du Conseil de la Faculté, désigne, jusqu'à concurrence du nombre fixé par le Ministre, les étudiants dispensés du droit d'inscription.

« Les dispenses sont accordées pour une année scolaire ; elles peuvent être renouvelées.

« Elles peuvent être retirées dans le courant de l'année par le Doyen pour défaut de travail ou d'assiduité aux cours conférences et exercices pratiques. Elles sont retirées à tout étudiant qui encourt une peine disciplinaire (2).

1. Dépêche min.. 2 décembre 1907.
2. D. et Arr., 31 mars 1887.

Dossier. — Pièces à déposer.

« Il est constitué dans chaque Faculté ou École un dossier pour chaque étudiant. Ce dossier contient : 1° les pièces déposées en vue de l'immatriculation ou de l'inscription ; 2° un relevé, avec dates à l'appui, de la scolarité de l'étudiant, inscriptions, examens, notes d'examens, ajournements, durée du stage, travaux pratiques, etc. ; 3° s'il y a lieu, la mention des peines disciplinaires encourues, avec les motifs des décisions (1). »

Paiement des droits. — Formalités à remplir.

(Voir « Droits à verser », p. 41, 42.)

« Dans chaque Faculté ou établissement d'enseignement supérieur, un secrétaire est chargé de la partie administrative, notamment de l'assiette des droits à percevoir et de toutes autres attributions qui lui seront conférées par le Ministre de l'Instruction publique, dont il relève exclusivement (2). »

Depuis le 1er avril 1883, le recouvrement des droits et produits universitaires dans les départements incombe à un percepteur de la ville du siège de la Faculté (2). Il a le titre d'agent comptable.

1. D. 21 juillet 1897 art. 20. (Voir p. 12, pour pièces à déposer, *Immatriculation.*)
2. D. 25 novembre 1882, art. 2.

« Les droits et produits universitaires sont reçus aux caisses desdits percepteurs, sur la production d'un *bulletin de versement*, délivré par le secrétaire de la Faculté ou École, et indiquant les nom et prénoms du débiteur, la somme à percevoir et l'acte scolaire auquel elle se rapporte.» (1) Les bulletins de versement sont détachés d'un registre à souche et portent un numéro d'ordre.

Le percepteur délivre à la partie versante une quittance détachée d'un journal à souche spécial, et rappelant, en outre, le numéro d'ordre du bulletin de versement, toutes les autres indications y contenues. Les quittances délivrées aux étudiants leur serviront à justifier, auprès du secrétaire, du versement des droits auxquels ils sont assujettis.

Les bulletins de versement ne sont valables que pendant quarante-huit heures. Passé ce délai, ils sont périmés. Les familles des étudiants peuvent effectuer les versements aux caisses des trésoriers généraux et des receveurs des finances, sur la production des bulletins délivrés par le secrétaire de la Faculté. Il leur est délivré, dans ce cas, des récépissés à talon que les ayants droit produiront au secrétaire dans le plus bref délai, aux lieu et place des quittances à souche. Pour ces versements, un délai de huit jours est accordé (2).

---

1. A Paris, les versements et remboursements sont effectués chez le *Receveur des droits universitaires*, 25, quai des Grands-Augustins.

2. Arrêté min., 25 novembre 1882, art. 1, 2, 3, 5 — Instr. min., 20 septembre 1882, 28 février 1883. — Dépêche min., 4 mars 1901.

Tous les soirs, le percepteur adresse au secrétaire de la Faculté un *état détaillé des versements* qu'il a reçus pendant la journée. Cet état permet au secrétaire de contrôler la régularité des versements effectués par les étudiants ou leurs familles et d'exercer telles mesures que de droit à l'égard de ceux qui n'auraient pas rempli leurs obligations pécuniaires.

« Les étudiants seront tenus de communiquer à première réquisition leurs quittances au secrétaire qui les leur rendra après les avoir revêtues d'un timbre apposé à l'encre rouge, grasse. Chaque quittance étant ainsi oblitérée par le secrétaire, ne pourra être représentée ou servir ultérieurement au moyen de grattage ou d'une surcharge (1). »

« Les étudiants devront être prévenus, au moment où ils signeront leurs déclarations sur le registre, que leur inscription ne sera valable, et qu'ils ne seront admis aux travaux pratiques et aux examens que sur constatation du paiement des droits déterminés par le bulletin de versement (2). »

Cours. — Vacances.

« Les cours commencent le 3 novembre et finissent le 31 juillet (3). Ils vaquent généralement une semaine à l'occasion du jour de l'an, les lundi et

1. Circul. min., 18 juin 1885.
2. D. 25 novembre 1882. Instr. min., 28 février 1883.
3. D. 28 décembre 1885, art. 43.

mardi gras, la semaine qui précède et la semaine qui suit le jour de Pâques, et les jours de fêtes légales (1).

Enseignement.

« Art. 10. — L'enseignement comprend, en première, en deuxième et en troisième années, les matières suivantes :

Première année.

« Éléments d'anatomie, de physiologie, de bactériologie.

« Asepsie et antisepsie.

« Anatomie complète des dents, de leur développement et de leurs connexions avec les maxillaires.

« L'enseignement de première année est complété par des travaux pratiques de dentisterie opératoire et de prothèse.

Deuxième année.

« Éléments de séméiologie médicale et auscultation du cœur.

« Odontologie ; hygiène de la bouche.

1. « Le Conseil de l'Université statue sur la répartition, dans le cours de l'année scolaire, des jours de vacances prévues à l'article 43, § 2 du décret du 28 septembre 1885. » (D. 21 juillet 1897, art. 7, § 8.

« L'enseignement de deuxième année est complété par des travaux pratiques : cliniques dentaires et travaux de laboratoires.

Troisième année.

« Cliniques dentaires ; dentisterie opératoire. Prothèse. »

Examens (1).

« Art. 11. — Les examens qui déterminent la collation du titre de chirurgien-dentiste sont au nombre de trois.

1. D'après des notes ministérielles des 10 novembre 1906, et 20 février 1908, il est de jurisprudence d'accorder aux docteurs en médecine, la dispense des deux premiers examens en vue du diplôme de chirurgien-dentiste. Cette faveur leur est accordée par décisions individuelles en vertu du décret du 31 décembre 1894 et d'un avis du Comité consultatif de l'enseignement public. Ils sont dispensés: 1º de la scolarité complète et du premier examen ; à titre gratuit, et sous réserve de justifier d'une année de stage dans un service dentaire hospitalier; 2º du deuxième examen, à titre onéreux. Ils consignent ensuite les droits afférents au troisième examen, certificat et diplôme de chirurgien-dentiste.

« A partir du 1er novembre 1911, les aspirants au doctorat en médecine, pourvus de douze inscriptions, seront admis à subir les examens en vue du diplôme de chirurgien-dentiste avec dispense totale du premier de ces examens s'ils justifient de deux années de stage accomplies dans les conditions prévues par le présent décret. » (D. 11 janvier 1909, art. 18.)

« Les dentistes reçus à l'étranger et qui voudront exercer eu

Premier examen. — « Le premier est subi à la fin de la première année d'études, après la quatrième et avant la cinquième inscription trimestrielle. Il porte sur les matières enseignées en première année (1).

Deuxième examen. — « Le deuxième est subi à la fin de la deuxième année, après la huitième et avant la neuvième inscription. Il porte sur les matières enseignées en deuxième année (1).

Troisième examen. — « Le troisième est subi à la fin de la troisième année, après la douzième inscription.

« Il se subdivise en deux parties comportant les épreuves ci-après :

« *Première partie* (2). — Clinique des affections

France seront tenus de subir les examens prévus au présent décret.

« A partir du 1ᵉʳ novembre 1909, ils pourront obtenir dispense du stage et dispense partielle de la scolarité, après avis du Comité consultatif de l'enseignement public, s'ils justifient, soit du baccalauréat de l'enseignement secondaire, soit du brevet supérieur de l'enseignement primaire, soit du certificat d'études primaires supérieures » .D. 11 janvier 1909, art. 19.)
« Sont et demeurent abrogées les dispositions contraires à celles du présent décret. » (D. 11 janvier 1909, art. 20.)

1. « Le premier et le deuxième examen sont des examens théoriques. » (D. 11 janvier 1909, art. 11.)

2. « *Première épreuve clinique.* — Elle aura lieu dans une consultation d'hôpital ou dans une consultation d'École dentaire, et consistera en une épreuve de diagnostic, de clinique et d'indications thérapeutiques. Mais, en même temps, le jury devra faire une revision des connaissances des candidats au point de vue de l'hygiène de la bouche, de l'anesthésie et des maladies des dents. » (Rapport du 11 janvier 1909.)

dentaires. (Revision des connaissances des candidats en ce qui touche l'hygiène de la bouche et les anesthésiques.)

« *Deuxième partie* (1). — Épreuve pratique de dentisterie opératoire. Épreuve pratique de prothèse dentaire exécutée au laboratoire.

« La durée de ces deux épreuves est fixée par le jury.

« Le bénéfice de l'épreuve subie avec succès reste acquis au candidat (2). »

Sessions d'examens.

« Art. 12. — Les sessions d'examens ont lieu deux fois par an: à la fin et au commencement de l'année scolaire.

« Elles ont lieu aux sièges des Facultés et Écoles de médecine des académies où l'enseignement dentaire est organisé, soit dans des établissements

---

1. « *Deuxième épreuve pratique.* — Cette partie de l'examen portera exclusivement sur la dentisterie opératoire et la prothèse dentaire, en comprenant la partie mécanique de ces interventions et notamment la fabrication d'un appareil de prothèse. » (Rapport du 11 janvier 1909.)

2. « Art. 15. — Le troisième examen peut être subi dans les établissements libres d'enseignement supérieur dentaire reconnus d'utilité publique et assimilés aux dispensaires des Administrations publiques d'assistance.

« Le jury est composé d'un professeur ou d'un agrégé de la Faculté de médecine, président, et de deux docteurs en médecine exerçant l'art dentaire ou chirurgiens dentistes.

« Il est nommé par arrêté ministériel. » (D. 11 janvier 1909 art. 15.)

libres d'enseignement supérieur dentaire constitués conformément aux prescriptions du décret du 31 décembre 1894 (1 et 2). »

Composition des jurys. — « Le jury est composé de trois membres. Peuvent faire partie du jury des docteurs en médecine exerçant l'art dentaire et des chirurgiens dentistes désignés par le Ministre de l'Instruction publique. Le jury est présidé par un professeur ou un agrégé de la Faculté de médecine. »

1. « Peuvent délivrer les inscriptions exigées en vue de l'obtention du diplôme de chirurgien-dentiste les établissements libres d'enseignement supérieur dentaire qui justifient : 1° que leur enseignement comprend au moins un cours d'anatomie et de physiologie, un cours de pathologie, un cours sur la pathologie et la thérapeutique spéciales de la bouche, un cours de clinique dentaire ; 3° que leur personnel enseignant comprend au moins trois docteurs en médecine ; 4° qu'ils disposent au moins d'une salle de cours, d'une salle de clinique, d'un laboratoire d'histologie et de bactériologie, d'une salle de dissection anatomique, le tout muni des instruments et appareils nécessaires à l'enseignement et aux travaux pratiques des élèves. »

2. « Art. 13 (D. 11 janvier 1909). — Les établissements libres d'enseignement supérieur dentaire sont tenus de transmettre, à la veille de chaque session d'examens, leurs programmes d'enseignement au Doyen de la Faculté ou au Directeur de l'École de médecine dans le ressort de laquelle ils sont placés.

« Art. 14 (D. 11 janvier 1909). — Les notes obtenues par les candidats soit aux travaux pratiques, soit aux interrogations, soit dans les services dentaires hospitaliers, sont communiquées aux examinateurs par les soins du Doyen ou Directeur.

« Il en est tenu compte pour le résultat de l'examen. »

Fraude ou tentative de fraude aux examens (1).

« Tout examen entaché de fraude ou de tentative de fraude doit être déclaré nul.

« En cas de flagrant délit, le candidat quitte la salle ; la nullité de l'examen est prononcée par le jury ; dans les autres cas, l'annulation est prononcée par le Conseil de l'Université. »

« La nullité ou l'annulation de l'examen peut être prononcée contre les complices de l'auteur principal de la fraude ou de la tentative de fraude.

« L'auteur principal et ses complices sont déférés au Conseil de l'Université et peuvent être punis d'une des peines prévues aux paragraphes 6e, 7e et 8e de l'article 34 (2). »

« L'annulation de l'examen entraîne la nullité

---

1. « Toute fraude commise dans les examens et les concours publics, qui ont pour objet l'entrée dans une administration publique ou l'acquisition d'un diplôme délivré par l'État, constitue un délit

« Quiconque se sera rendu coupable d'un délit de cette nature, notamment en livrant à un tiers ou en communiquant sciemment, avant l'examen ou le concours, à quelqu'une des parties intéressées, le texte ou le sujet de l'épreuve, ou bien en faisant usage de pièces fausses, telles que diplômes, certificats, extraits de naissance ou autres, ou en substituant une tierce personne au véritable candidat, sera condamné à un emprisonnement d'un mois à trois ans et à une amende de 100 francs à 10.000 francs ou à l'une de ces peines seulement. » (Loi du 23 décembre 1901.)

2. D. 21 juillet 1897, art. 41. (Voir : *Discipline*, p. 54.)

du diplôme dans le cas où il a été délivré avant
la découverte de la fraude (1). »

« Le Conseil de l'Université peut ordonner l'affichage de ses décisions en matière disciplinaire à
l'intérieur de l'Université ou de l'École (2). »

Absence aux examens. — Ajournements (3).

« Tout candidat qui, sans excuse jugée valable
par le jury, ne répond pas à l'appel de son nom
le jour qui lui a été indiqué pour l'examen, perd
le montant des droits d'examens qu'il a consignés.

« Il est fait remboursement, aux candidats ajournés, des droits de certificat d'aptitude et de diplôme (4). »

Remboursements (5).

Les remboursements sont faits à Paris par le
receveur des droits universitaires ou l'agent comptable dans les départements, sur la présentation
d'ordres de remboursement délivré par le secrétaire
de la Faculté ou École, auxquels sont jointes les
quittances des droits soldés. Celles-ci ont dû être
visées, au préalable, par le secrétaire lors de la
mise en série d'examens. Si la quittance a été perdue, un duplicata peut être délivré.

1. D. 21 juillet 1897, art. 42.
2. D. 21 juillet 1897, art. 43.
3. Voir : *Changement d'établissement*, p. 37.
4. D. 4 novembre 1909, art. 3.
5. Arr. minist , 25 nov. 1882.

Changement d'établissement.

« Tout étudiant peut, sous les conditions spécifiées aux règlements particuliers du grade dont il poursuit l'obtention, demander le transfert de son dossier dans une autre Faculté ou École de même ordre, en conservant le bénéfice des inscriptions qu'il a prises et des examens qu'il a subis. »

« Le dossier est transmis par le Recteur.

« Il doit comprendre, outre les pièces mentionnées à l'article 20, un certificat de bonne conduite délivré par le Doyen. Avant de délivrer ce certificat, le Doyen peut exiger la production du casier judiciaire de l'étudiant.

« En cas de refus du Doyen, l'étudiant peut recourir au Recteur qui statue définitivement (1). »

« L'étudiant auquel une inscription a été refusée ne peut, pendant le trimestre correspondant, obtenir le transfert de son dossier dans un autre établissement (2). »

« L'étudiant ajourné à un examen ne peut changer de Faculté sans une autorisation spéciale du Doyen. Cette autorisation ne peut être accordée que pour motif grave. Mention du motif est faite au dossier de l'étudiant (3). »

Aux termes de la circulaire ministérielle du 7 décembre 1901, le dossier d'un étudiant qui désire continuer ses études près d'un établissement

1. D. 21 juillet 1897, art. 21.
2. D. 21 juillet 1897, art. 16, § 3.
3. *Id.*, art. 22.

libre d'enseignement supérieur dentaire de Paris, doit être transmis par l'intermédiaire du Recteur et du Ministère de l'Instruction publique.

Travaux pratiques facultatifs.

« Un de vos collègues me fait remarquer (le Ministre), qu'un certain nombre d'élèves suspendent chaque année le cours de leur scolarité par suite des dispositions réglementaires qui interdisent de prendre telle inscription sans avoir subi avec succès un examen et justifié d'un stage régulier; et il me demande, en observant que ces jeunes gens sont ceux qui ont le plus grand besoin de préparation, s'il ne serait pas possible de les admettre aux travaux pratiques pendant la période de suspension.

« Cette situation m'a paru digne d'intérêt et je me suis préoccupé des moyens. de satisfaire au vœu exprimé par les étudiants, tout en me conformant aux prescriptions des décrets.

« La scolarité étant interrompue, l'élève ne saurait être astreint à suivre les exercices qui sont réglementairement affectés à la série d'où il sort ou à celle dans laquelle il entrera plus tard ; l'admission ne peut donc qu'être facultative et soumise à la formalité d'une demande écrite, moyennant versement en un terme du droit fixe de 40 francs (1) par année scolaire, indiqué à l'arti-

---

1. Dans la pratique l'étudiant paye le droit trimestriel de 15 francs s'il est en première année et de 32 fr. 50 s'il est en

cle 2 du décret du 14 octobre 1899. Les élèves qui bénéficieront de cette faveur n'en seront pas moins astreints, lorsqu'ils reprendront le cours régulier de leurs études, à suivre, dans les conditions réglementaires, les travaux et exercices obligatoires correspondant à leurs nouvelles inscriptions (1). »

« Les élèves qui justifieront de toutes leurs inscriptions pourront, sur leur demande écrite, être admis par le Doyen à prendre part de nouveau à telle ou telle série d'exercices pratiques moyennant le paiement du droit fixe de 40 francs par année scolaire, déterminé par le décret du 31 décembre 1864 pour les frais matériels des exercices facultatifs. Ce droit payable en un seul terme (2). »

« Sont également admis aux exercices de travaux pratiques en remplissant les mêmes conditions que ci-dessus : 1° les docteurs français ou étrangers (3).

Bibliothèque. — Prêts de livres.

Les crédits des bibliothèques universitaires sont constitués, en partie, du *droit de bibliothèque* payé

deuxième ou troisième année. Il doit être immatriculé pour avoir accès dans les laboratoires.

1. Circul. min., 8 décembre 1879, relative au Doctorat en médecine.

2. D. 14 octobre 1879.

3. D. Circul. min., 28 octobre 1879.

par les étudiants. Le droit au prêt des livres est absolu pour les étudiants.

« N'auront droit au prêt que les étudiants régulièrement inscrits, c'est-à-dire ceux qui auront déposé au secrétariat de la Faculté dont ils suivent les cours les pièces prescrites par l'article 3 du décret du 30 juillet 1883. En recevant ces pièces et en constituant le dossier individuel de l'étudiant, le secrétaire remplira un *certificat d'inscription* et le joindra au dossier. Si l'étudiant désire bénéficier du prêt, il réclamera cette feuille au secrétariat et en effectuera le dépôt à la bibliothèque. Le bibliothécaire pourra alors prêter à l'étudiant, dans les limites du règlement, tous les ouvrages dont il aura besoin pour ses études. Mais le certificat ne sera remis à l'étudiant, pour être rendu par lui au secrétariat, que lorsqu'il sera quitte de toute obligation vis-à-vis de la bibliothèque universitaire. En attendant, tout dossier où manquera cette pièce sera réputé incomplet et le secrétaire de la Faculté ne devra s'en dessaisir sous aucun motif. Je vous adresse un nombre suffisant d'exemplaires du nouveau certificat pour que MM. les secrétaires soient en mesure de compléter sans retard les dossiers des étudiants déjà inscrits (1). »

1. Cir. min. 20 novembre 1886 et 12 novembre 1897.

DROITS A VERSER
I. — *Diplôme d'État* (D. 4 novembre 1909.)

	ACTES SUBIS DEVANT LES			
NATURE DES ACTES	Facultés de médecine et Facultés mixtes de médecine et de pharmacie		Écoles de plein exercice et Ecoles préparatoires de médecine et de pharmacie	
	AU PROFIT		AU PROFIT	
	de l'Université	du Trésor public	de la Caisse municipale	du Trésor public
	fr.	fr.	fr.	fr.
Inscriptions de stage (gratuites)......	»	»	»	»
2 immatriculations à 20 fr. = 40 fr....	60	»	60	»
2 droits de bibliothèque à 10 fr. = 20 fr.				
8 droits de travaux pratiques à 15 fr....	120	»	120	»
Examen de validation de stage, à 25 fr..	»	25	25	»
12 droits trimestriels d'inscription, à 30 fr.	360	»	360	»
12 droits trimestriels de bibliothèque, à 2 fr. 50........................	30	»	30	»
12 droits trimestriels de travaux pratiques { 1re année : 4 droits à 15 fr. = 60 fr.... 2e et 3e années : 8 droits à 32 fr. 50 = 260 fr.	320	»	320	»
1er Examen { Examen (à 40 fr.).........	»	40	40	»
1er Examen { Certific. d'aptitude (à 20 fr.)	»	20	»	20
2e Examen { Examen (à 30 fr.)........	»	30	30	»
2e Examen { Certific. d'aptitude (à 20 fr.).	»	20	»	20
3e Examen { 1re épreuve { 1 examen (à 30 fr.).	»	30	30	»
3e Examen { 1re épreuve { 1 certificat d'aptitude (à 20 fr.).	»	20	»	20
3e Examen { 2e épreuve { 1 examen (à 30 fr.)	»	30	30	»
3e Examen { 2e épreuve { 1 certificat d'aptitude (à 20 fr.).	»	20	»	20
3e Examen { 2e épreuve { Diplôme (à 100 fr.).	»	100	»	100
TOTAUX..............	710	335	8o5	80
TOTAL GÉNÉRAL..............	1.045		1.045	

« Le présent décret sera applicable à partir du 1er novembre 1909.

« Toutefois, les aspirants au grade de chirurgien-dentiste, qui bénéficieront des dispositions de l'article 16 du décret du 11 janvier 1909 et de l'article 1er du décret du 26 juillet 1909, acquitteront les droits établis par les décrets du 14 février 1894 et 16 février 1907. » (D., 4 novembre 1909, art. 4.)

II. — *Diplôme de l'Université.*

Les élèves qui accompliront, près la Faculté de médecine de l'Université de Nancy, le stage dentaire réglementaire, auront à acquitter :

2 droits annuels d'immatriculation à 20 francs, soit . . . . 40 fr.

2 droits annuels de bibliothèque, à 10 francs, soit . . . . 20 »

8 droits trimestriels de travaux pratiques, à 15 francs, soit . . . . . . 120 »

Examen de validation de stage. . . 25 »

12 droits trimestriels d'inscription, à 30 francs, soit. . . . . 360 fr. ⎫

12 droits trimestriels de bibliothèque, à 2 fr. 50, soit . . 30 » ⎬ 390 »

12 droits trimestriels de travaux pratiques ⎰ 1re année, 4 à 15 fr. soit . . . . 60 » / 2e et 3o années, 8 à 32 fr. 50, soit. 260 » ⎱ 320 »

1er examen à . . . . 40 »
2e examen à. . . . . . . 30 »
3e examen, 2 épreuves à 30 fr.
  soit. . . . . 60 »
      $\Big\}$ 130 »

Total. . . . . 1.045 fr.
(Arr. minist. 29 déc. 1909, à dater
du 1er janvier 1910.)

Certificats d'aptitude et diplômes.

« Les certificats d'aptitude aux différents grades et les pièces à l'appui sont transmis par les
soins du président de la Commission d'examen au
Recteur de l'Académie, qui les envoie (1) au ministre revêtus de son visa.

« Dans les dix jours de la réception des certificats le Recteur peut se pourvoir, pour violation
des formes légales, devant le Conseil de l'Université (2) du ressort.

« De leur côté, les candidats, par application
des dispositions de l'article 14 de la loi du 15 mars
1850 (aujourd'hui de l'article 11 de la loi du 27 février 1880), pourront, aussi dans le délai de dix
jours, se pourvoir devant le même conseil (3) contre les décisions des jurys d'examen pour violation des formes légales.

« Dans l'un et l'autre cas, il pourra être interjeté
appel de la décision du Conseil de l'Université
devant le Conseil supérieur de l'Instruction publi-

1. Actuellement par le Secrétariat de la Faculté.
2-3. Modifié par la loi du 10 juillet 1896, art. 3.

que. A l'égard des candidats le délai ne court que du jour de la notification de la décision (1). »

« Le Ministre, d'après les certificats d'aptitude visés par les Recteurs, confère les grades au moyen de diplômes.

« Le Ministre peut refuser le diplôme dans l'intérêt de l'ordre public ou de la morale publique, après avis du Conseil supérieur de l'Instruction publique (2). »

« Afin de prévenir toute cause d'erreur dans la rédaction des diplômes, l'acte de naissance des candidats sera joint aux pièces énumérées ci-dessus. »

« Il arrive bien rarement que la ratification du certificat délivré soit refusée. Quand elle devrait l'être quelquefois, comme il appartient toujours à l'administration supérieure de le faire, si elle le croit absolument indispensable dans l'intérêt de la justice et du bon ordre, les candidats seraient immédiatement remboursés, par voie de restitution, des sommes qu'ils auraient acquittées pour des titres qui ne pouvaient leur être remis (3). »

Certificat de réception.

En attendant la remise du diplôme, le secrétaire délivre un certificat provisoire de réception.

Ce certificat sera rendu au secrétaire de la Fa-

---

1. D. 26 décembre 875, art. 8.
2. D. 26 décembre 1875, art. 9.
3. Instr. min., 27 décembre 1854.

culté au moment de la remise du diplôme correspondant.

« L'étudiant en possession de son diplôme n'a
plus droit à un certificat, même dans le cas de
perte du diplôme, lequel ne peut être remplacé
que par un duplicata accordé à titre onéreux (1). »

Enregistrement du diplôme.

(V. Loi du 30 novembre 1892, modifiée par la loi
du 14 avril 1910, art. 9, p. 59.)

Des demandes.

Une circulaire ministérielle du 7 juin 1886 a rap-
pelé que toutes les demandes, pétitions et récla-
mations des étudiants adressées soit au Ministre ou
aux administrations devaient être formulées sur
papier timbré à 0 fr. 60 en exécution de la loi du
13 brumaire an VII, titre 2, art. 12.

Duplicata de diplôme.

« Les demandes de duplicata (2) de diplômes
doivent être adressées au Recteur de l'Académie
dans le ressort de laquelle se trouve l'établissement qui a conféré le grade. Ces demandes seront
l'objet d'une instruction sérieuse. Je ne pourrai

1. Circ. min., 15 octobre 1885.
2. D. 22 août 1854, art. 4. Instr. min., 27 déc. 1854.

(le Ministre) prendre une décision que quand je
serai en mesure d'apprécier les circonstances qui
auront amené la perte de la pièce originale, et surtout quand vous m'aurez (le Recteur) attesté la
parfaite moralité du postulant. Si la décision est
négative, les pièces vous seront renvoyées ; si elle
est favorable, le postulant sera invité à verser le
montant des droits fixés par l'article 4 du décret
du 22 août 1854 entre les mains du secrétaire agent-
comptable de la Faculté ou École (aujourd'hui le
percepteur sur la présentation d'un bulletin de
versement délivré par le secrétaire) qui aura délivré le certificat primitif. Sur le vu de la quittance,
un duplicata du diplôme sera immédiatement expé-
dié. »

Les droits à verser sont de 50 francs.

Remise de droits.

« Des remises ou modérations de droits peuvent
être accordées aux étudiants des Facultés qui se
distingueraient par leurs succès, ou qui, par leur
position de famille, auraient des titres à cette faveur (1). Les remises sont prononcées par le Mi-

----

1. Les étudiants qui désirent postuler une remise de droits
doivent adresser une demande (sur papier timbré à 0 fr. 60)
au Ministre de l'Instruction publique dans laquelle ils feront
valoir : 1° les notes détaillées obtenues aux examens subis ;
2° la situation de fortune de leur famille ainsi que les titres
qu'elle pourrait faire valoir pour l'obtention de cette faveur.

nistre de l'Instruction publique, après avis des Facultés.

« De semblables remises pourront être accordées aux gradués des Universités étrangères (1). »

« Les crédits législatifs étant annuels, les remises, qui sont de véritables dépenses imputables sur ces crédits, doivent également être annuelles.

« A l'avenir, toute concession de remise n'aura pour objet que des frais afférents à l'année classique pendant laquelle elle aura lieu.

« Cette disposition est absolue.

« Les remises seront donc prononcées désormais par voie de remboursement des droits déjà payés.

« Les décisions détermineront la nature et le montant des droits remis : elles devront être ponctuellement exécutées ; aucune modification ne pourra y être apportée sans une décision nouvelle (2). »

Bulletin de scolarité.

« Le Doyen ou Directeur adresse, au moins une fois chaque année, un bulletin scolaire au père ou tuteur de chaque étudiant (3). »

1. D. 22 août 1854, art. 6.
2. Circ. min., 18 juin 1850. Instr., 27 décembre 1854.
3. D. 21 juillet 1897, art. 24.

Auditeurs bénévoles.

« Les cours qu'une décision du Conseil de la Faculté ou École n'a pas réservés aux seuls étudiants sont ouverts aux personnes qui désirent les suivre.

« Toutefois, quand le bon ordre l'exige, cette liberté peut être suspendue pour les personnes non munies de cartes d'auditeurs.

« La suspension est prononcée par le Doyen ou Directeur. La durée en est fixée par le Conseil de la Faculté ou École (1). »

« Les personnes qui désirent obtenir des cartes d'auditeurs sont tenues de faire connaître par écrit, au Secrétariat de la Faculté ou École, leurs nom, prénoms, profession et domicile, avec indication du cours qu'elles se proposent de suivre.

« Le Doyen ou Directeur peut les inviter à justifier de leur identité.

« Les cartes d'auditeurs sont délivrées gratuitement. Elles ne sont valables que pour l'année scolaire et pour les cours qu'elles désignent (2). »

« Par mesure d'ordre, le Doyen ou Directeur peut toujours refuser une carte d'auditeur ou annuler une carte délivrée (3). »

« Les cartes d'auditeurs sont rigoureusement personnélles. Elles sont distinctes des cartes

1. D. 21 juillet 1897, art. 26.
2. D. 21 juillet 1897. Art. 27.
3. D. 21 juillet 1897. Art. 28.

d'étudiant. Ne peuvent tenir lieu de cartes d'auditeurs dans une Faculté ou École les cartes d'étudiants d'une autre Faculté ou École (1). »

« Toute personne présente dans l'intérieur ou dans les dépendances de la Faculté ou École peut être requise soit de justifier de son identité, soit de présenter sa carte d'étudiant ou d'auditeur. En cas de refus, il peut lui être interdit de séjourner dans la Faculté ou École (2). »

« Par mesure d'ordre, le Doyen ou Directeur peut ordonner la production des cartes à l'entrée de l'établissement ou de la salle de cours (3). »

Service militaire.

« En temps de paix, des sursis d'incorporation renouvelables, d'année en année, jusqu'à l'âge de vingt-cinq ans, peuvent être accordés aux jeunes gens qui en font la demande, qu'ils aient été classés par le Conseil de revision dans le service armé ou dans le service auxiliaire.

« A cet effet, ils doivent établir que, soit à raison de leur situation de soutien de famille, soit dans l'intérêt de leurs études, soit pour leur apprentissage, soit pour les besoins de l'exploitation agricole, industrielle ou commerciale à laquelle ils se livrent pour leur compte ou pour celui de leurs parents, soit à raison de leur résidence à

1. D. 21 juillet 1897. Art. 29.
2. D. 21 juillet 1897. Art. 30.
3. D. 21 juillet 1897. Art. 31.

l'étranger, il est indispensable qu'ils ne soient pas enlevés immédiatement à leurs travaux.

« Les demandes de sursis adressées au maire après la publication des travaux de recensement sont instruites par lui ; le conseil municipal donne son avis motivé. Elles sont envoyées au préfet et transmises par lui, avec les observations au conseil de revision qui statue.

« Les sursis d'incorporation ne confèrent aucune dispense.

« Les jeunes gens qui ont obtenu, sur leur demande, un ou plusieurs sursis, suivent le sort de la classe avec laquelle ils sont incorporés.

« En cas de guerre, les sursis sont annulés, et ces jeunes gens sont appelés avec les hommes de leur classe d'origine (1). »

En exécution de l'instruction du 29 décembre 1905 du Ministre de la Guerre, à la demande de sursis, écrite et signée par l'intéressé, doit être joint un certificat de scolarité délivré par le secrétaire de la Faculté. La demande avec le certificat sont adressés par l'intéressé au maire de la commune où il a été inscrit, dès la publication des tableaux de recensement. Elle est jugée souverainement par le conseil de revision.

La limite d'âge pour l'obtention d'un sursis es de vingt-cinq ans au plus le 30 septembre de l'année où l'étudiant atteint cet âge, à minuit (2).

1. Loi du 21 mars 1905, art. 21.

2. Arr. min. guerre du 6 juin 1906 modifiant l'Inst. du 29 décembre 1905,

Avis aux Étrangers.

« En ce qui concerne les jeunes gens, chaque année plus nombreux, qui viennent de l'étranger en France pour y commencer et y poursuivre les études médicales, il y a lieu de distinguer entre ceux qui ont l'intention de s'établir en France pour y exercer la médecine et ceux qui se proposent, leurs études terminées, de retourner dans leur pays d'origine.

« Pour les premiers, il est juste de les astreindre aux mêmes conditions que nos étudiants nationaux. Ils ne recevront donc le diplôme d'État conférant le droit d'exercer la médecine en France que si, au moment de leur première inscription, ils justifient du diplôme français de bachelier et du certificat de sciences physiques, chimiques et naturelles.

« Pour les autres, qui sont d'ailleurs de beaucoup les plus nombreux, il continuera de leur être accordé, comme par le passé, et plus largement encore, dispense du baccalauréat français en vue de l'inscription dans les Universités ; mais le diplôme qu'ils pourront recevoir à la fin du cours régulier des études ne leur conférera pas le droit d'exercer la médecine en France. Avis devra leur en être donné aux Secrétariats des Facultés, au moment de leur inscription. Il continuera d'être accordé, en vue des études médicales, des équivalences de baccalauréat aux étudiants originaires de pays auxquels nous lient, pour cet objet, des conventions internationales (1). »

« Les étudiants de nationalité étrangère qui veulent entreprendre des études, ne sont autorisés à s'inscrire dans les Facultés que sur la production en original des diplômes, brevets ou certificats à eux délivrés par les Universités ou établissements étrangers où ils ont accompli leurs études et subi les examens. Ces documents, accompagnés de la traduction qui en sera faite par un traducteur juré, seront visés et certifiés véritables par le Consul général de France pour le pays dont ils proviennent (2). »

« Après avis de la Faculté ou École où l'étudiant demandera à s'inscrire, le Comité consultatif de l'enseignement public (1re section) jugera si ces diplômes, brevets ou certificats peuvent être acceptés comme équivalents au grade exigé des étudiants français, et le Ministre statuera (3). »

« Les règles relatives à l'immatriculation et aux inscriptions sont applicables aux étudiants de na-

1. Circ. min., 21 juillet 1896 et 2 juin 1909. Étudiants français résidant à l'étranger et aux étudiants originaires de Roumanie, de l'île Maurice et à la Faculté française libre de médecine de Beyrouth (D. 12 mai 1909, art. 3).

2. D. 12 mai 1909. Circ. min., 2 juin 1909.

3. « Sont admis à solliciter le diplôme de chirurgien-dentiste, les étrangers qui auront obtenu l'autorisation d'accomplir leur stage et leur scolarité à la faculté de médecine de Nancy avec dispense du grade, brevet ou certificat exigés par le décret du 11 janvier 1909 et qui auront subi devant la Faculté les examens prévus par ledit décret. » (Arr. min., 22 novembre 1909.)

tionalité étrangère. Ils peuvent être immatriculés
sur la production des diplômes ou titres obtenus
par eux à l'étranger. Ils ne peuvent être admis à
s'inscrire en vue des grades institués par l'État
qu'en produisant les diplômes ou certificats exigés des étudiants français (1).

« Les grades et titres établis par l'État sont
d'ordre professionnel; les titres créés par les Universités dans les conditions fixées par l'article 15
du décret du 21 juillet 1897 sont d'ordre exclusivement scientifique. Ils ne confèrent aucun des
droits et privilèges attachés aux grades par les
lois et règlements, et ne peuvent en aucun cas être
déclarés équivalents aux grades. Enfin, les diplômes sont délivrés, au nom de l'Université qui les
a créés, par le président du Conseil de l'Université, en des formes différentes de celles adoptées
pour les diplômes délivrés par le Ministre, représentant l'État (2)... »

« Tout étudiant étranger devra produire au moment de son immatriculation ou de son inscription, en outre des pièces exigées par l'article 12
du décret du 21 juillet 1897, le récépissé de déclaration de résidence prescrit par l'article 1ᵉʳ du
décret du 2 octobre 1888 (3). »

1. D. 21 juillet 1897, art. 23. Modifié par le décret du
12 mai 1909. — Circul. min. du 2 juin 1909.

2. Circul. min. du 2 juin 1909.

3. Dépêche min., 11 février 1910.

« Tout étranger non admis à domicile qui se propose d'établir sa résidence en France devra, dans le délai de quinze jours
à partir de son arrivée, faire à la mairie de la commune où il

Décret du 21 juillet 1897.

. . . .

Titre III

De la Discipline.

« Art. 32. — L'action disciplinaire exercée contre les étudiants est indépendante de l'action des tribunaux.

« Art. 33. — Relèvent de la juridiction du Conseil de l'Université :

« 1º Les étudiants immatriculés ou inscrits sur le registre d'une Faculté ou École d'enseignement supérieur de l'État, tant que leur immatriculation est valable ou que leurs inscriptions ne sont pas périmées ;

« 2º Les candidats aux grades et titres de l'enseignement supérieur, ainsi que les candidats aux baccalauréats de l'enseignement secondaire, pour toute faute commise au cours ou à l'occasion d'un examen. »

voudra fixer cette résidence, une déclaration énonçant: 1º ses nom et prénoms et ceux de ses père et mère ; 2º sa nationalité ; 3º le lieu et la date de sa naissance ; 4º le lieu de son dernier domicile; 5º sa profession ou ses moyens d'existence 6º le nom, l'âge et la nationalité de sa femme et de ses enfants mineurs lorsqu'il sera accompagné par eux. »

« Un récépissé de sa déclaration sera délivré gratuitement à l'intéressé. » (D. 2 oct. 1888, art. 1er.)

« Art. 34. — Les peines de discipline sont :

« 1° La réprimande ;

« 2° L'interdiction de prendre des inscriptions et de subir des examens dans la faculté ou école pendant un an au plus ;

« 3° L'exclusion de la Faculté ou École pendant un an au plus ;

« 4° L'exclusion de l'Université pendant deux ans au plus ;

« 5° L'exclusion à toujours de l'Université, et en outre, s'il y a lieu, l'exclusion temporaire de toutes les Facultés et Écoles, prévue au paragraphe 7 du présent article ;

« 6° L'interdiction de subir un ou plusieurs examens déterminés devant aucune Faculté ou École pendant deux ans au plus ;

« 7° L'exclusion de toutes les Facultés et Écoles d'enseignement supérieur, publiques et libres, pendant deux ans au plus ;

« 8° L'exclusion à toujours de toutes les Facultés et Écoles d'enseignement supérieur, publiques et libres.

« L'exclusion entraîne l'incapacité de se faire immatriculer, de prendre des inscriptions et de subir des examens.

« Lorsque l'exclusion temporaire ou l'exclusion perpétuelle prévues aux paragraphes 4 et 5 du présent article sont prononcées contre un étudiant d'une École extérieure au siège d'une Université, elles sont limitées à cette École. »

« Art. 35. — Le Doyen ou Directeur a droit d'avertissement et d'admonestation à l'égard de tous les étudiants de la Faculté ou École.

« Art. 36. — Le Doyen ou Directeur est tenu de porter à la connaissance du Recteur, par un rapport écrit et dans le plus bref délai possible :

« 1° Les infractions aux articles 7, 11, 12 et 17 du présent décret ;

« 2° Les fautes contre la discipline ou l'ordre scolaire, et les faits criminels ou délictueux dont les étudiants se seraient rendus coupables. »

« Art. 37. — Par mesure administrative, le Recteur peut interdire l'accès des bâtiments de l'Université à tout délinquant déféré au Conseil jusqu'au jour de sa comparution devant le Conseil. »

« Art. 38. — En cas d'infraction aux dispositions réglementaires visées à l'article 36, le Conseil peut prononcer une des peines prévues aux paragraphes 1, 2, 3 et 6 de l'article 34.

« Dans les autres cas, il prononce, selon la gravité de la faute, une des peines prévues à l'article 34. »

« Art. 39. — Appel peut être interjeté par le Recteur de toutes les décisions du Conseil de l'Université en matière disciplinaire.

« Appel peut être interjeté par la partie des décisions prononçant contre elle une des peines prévues aux paragraphes 6, 7 et 8 de l'article 34. »

« Art. 40. — En cas de désordres graves :

« Un cours peut être suspendu par le Recteur, après avis du Doyen ou Directeur ;

« Une Faculté, École ou Université peut être fermée temporairement par le Ministre, après avis du Conseil de l'Université ou du Conseil de l'École s'il s'agit d'une École extérieure au siège d'une Université.

« La mesure peut être restreinte aux enseignements et travaux pratiques correspondant à un ordre déterminé d'études.

« Pendant la durée de la fermeture, tous les actes scolaires sont suspendus, et les étudiants ne peuvent prendre d'inscriptions, subir d'examens ni obtenir le transfert de leur dossier dans un autre établissement. »

Loi du 30 novembre 1892

sur l'exercice de la médecine.

(Extraits.)

Titre I

Conditions de l'exercice de la médecine.

Article premier. — Nul ne peut exercer la médecine en France s'il n'est muni d'un diplôme de docteur en médecine, délivré par le Gouvernement français, à la suite d'examens subis devant un établissement d'enseignement supérieur médical de l'État (Facultés, Écoles de plein exercice et Écoles préparatoires réorganisées conformément aux règlements rendus après avis du Conseil supérieur de l'Instruction publique).

Les inscriptions précédant les deux premiers examens probatoires pourront être prises et les deux premiers examens subis dans une École préparatoire réorganisée comme il est dit ci-dessus.

Titre II

Conditions de l'exercice de la profession de dentiste.

Art. 2. — Nul ne peut exercer la profession de dentiste s'il n'est muni d'un diplôme de docteur en médecine ou de chirurgien-dentiste. Le diplôme de chirurgien-dentiste sera délivré par le Gouvernement français à la suite d'études organisées suivant un règlement rendu après avis du Conseil supérieur de l'Instruction publique, et d'examens subis devant un établissement supérieur médical de l'État.

Titre IV

Conditions communes à l'exercice de la médecine, de l'art dentaire et de la profession de sage-femme.

Art. 5. — Les médecins, les chirurgiens-dentistes et les sages-femmes diplômés à l'étranger, quelle que soit leur nationalité, ne pourront exercer leur profession en France qu'à la condition d'y avoir obtenu le diplôme de docteur en médecine, de dentiste ou de sage-femme, et en se conformant aux dispositions prévues par les articles précédents.

Des dispenses de scolarité et d'examen pourront être accordées par le Ministre, conformément à un règlement délibéré en Conseil supérieur de l'Instruction publique. En aucun cas, les dispenses accordées pour l'obtention du doctorat ne pourront porter sur plus de trois épreuves.

. . . .

Art. 7. — Les étudiants étrangers qui postulent soit le diplôme de docteur en médecine visé à l'article 1er de la présente loi, soit le diplôme de chirurgien-dentiste visé à l'article 2, sont soumis aux mêmes règles de scolarité et d'examens que les étudiants français.

Toutefois il pourra leur être accordé, en vue de l'inscription dans les Facultés et Écoles de médecine, soit l'équivalence des diplômes ou certificats obtenus par eux à l'étranger, soit la dispense des grades français requis pour cette inscription, ainsi que des dispenses partielles de scolarité correspondant à la durée des études faites par eux à l'étranger.

. . . .

Art. 9. — Les chirurgiens-dentistes sont tenus, dès leur établissement, et avant d'accomplir aucun acte de leur profession, de faire enregistrer, sans frais, leur titre, à la préfecture ou sous-préfecture, au greffe du tribunal civil de leur arrondissement et de le faire viser à la mairie du lieu où ils ont élu leur domicile. Et, s'il s'agit de débutants n'étant pas encore en possession de leur titre ou diplôme, ils devront faire enregistrer et viser, comme il est dit ci-dessus, le certificat provisoire qui leur a été délivré par la Faculté ou par l'École professionnelle dûment autorisée (1).

Le fait de porter son domicile dans un autre département oblige à un nouvel enregistrement du titre dans le même délai.

Ceux qui, n'exerçant plus depuis deux ans, veulent se livrer à l'exercice de leur profession, doivent faire enregistrer leurs titres dans les mêmes conditions.

Il est interdit d'exercer sous un pseudonyme les professions ci-dessus, sous les peines édictées à l'article 18.

Art. 10. — Il est établi chaque année dans les départements, par les soins des préfets et de l'autorité judiciaire, les listes distinctes portant les noms et prénoms, la résidence, la date et la provenance du diplôme des chirurgiens-dentistes, visés par la présente loi.

Ces listes sont affichées chaque année, dans le mois de janvier, dans toutes les communes du département. Des copies certifiées en sont transmises aux Ministres de l'Intérieur, de l'Instruction publique et de la Justice.

La statistique du personnel médical existant en

---

1. Modifié conformément à la loi du 14 avril 1910. « L'enregistrement et le visa du certificat n'ont eux-mêmes qu'une valeur provisoire et que cette double formalité doit être renouvelée aussitôt que le praticien est mis en possession de son diplôme. » (Circul. du Ministre de l'Intérieur du 2 juillet 1910.)

France et aux colonies est dressée tous les ans par les soins du Ministre de l'Intérieur.

Art. 11. — L'article 2272 du Code civil est modifié ainsi qu'il suit :

. . . .

« L'action des chirurgiens-dentistes, pour leurs visites, opérations et médicaments, se prescrit par deux ans. »

Art. 12. — L'article 2101 du Code civil, relatif aux privilèges généraux sur les meubles, est modifié ainsi qu'il suit dans son paragraphe 3:

« Les frais quelconques de la dernière maladie, quelle qu'en ait été la terminaison, concurremment entre ceux à qui ils sont dus. »

Art. 13. — A partir de l'application de la présente loi, les chirurgiens-dentistes jouiront du droit de se constituer en associations syndicales, dans les conditions de la loi du 21 mars 1884, pour la défense de leurs intérêts professionnels, à l'égard de toutes personnes autres que l'État, les départements et les communes.

. . . .

Titre V

Exercice illégal. — Pénalités.

Art. 16. — Exerce illégalement la médecine :

1° Toute personne qui, non munie d'un diplôme de docteur en médecine, d'officier de santé, de chirurgien-dentiste ou de sage-femme, ou n'étant pas dans les conditions stipulées aux articles 6, 29 et 32 de la présente loi, prend part, habituellement ou par une direction suivie, au traitement des maladies ou des affections chirurgicales ainsi qu'à la pratique de l'art dentaire ou des accouchements, sauf les cas d'urgence avérée ;

2° Toute sage-femme qui sort des limites fixées pour l'exercice de sa profession par l'article 4 de la présente loi ;

3° Toute personne qui, munie d'un titre régulier, sort des attributions que la loi lui confère, notamment en prêtant son concours aux personnes visées dans les paragraphes précédents, à l'effet de les soustraire aux prescriptions de la présente loi.

Les dispositions du paragraphe 1er du présent article ne peuvent s'appliquer aux élèves en médecine qui agissent comme aides d'un docteur ou que celui-ci place auprès de ses malades, ni aux gardes-malades, ni aux personnes qui, sans prendre le titre de chirurgien-dentiste, opèrent accidentellement l'extraction des dents.

Art. 17. — Les infractions prévues et punies par la présente loi seront poursuivies devant la juridiction correctionnelle.

En ce qui concerne spécialement l'exercice illégal de la médecine, de l'art dentaire, les médecins, les chirurgiens-dentistes, les associations de médecins régulièrement constituées, les syndicats visés dans l'article 13 pourront en saisir les tribunaux par voie de citation directe donnée dans les termes de l'article 182 du Code d'instruction criminelle, sans préjudice de la faculté de se porter, s'il y a lieu, partie civile dans toute poursuite de ces délits intentée par le ministère public.

. . . .

Art. 18. — L'exercice illégal de l'art dentaire est puni d'une amende de 50 à 100 francs et, en cas de récidive, d'une amende de 100 à 500 francs.

. . . .

Art. 19. — L'exercice illégal de la médecine ou de l'art dentaire, avec usurpation du titre de docteur ou d'officier de santé, est puni d'une amende de 1.000 à 2.000 francs et, en cas de récidive, d'une amende de 2.000 à 3.000 francs et d'un emprisonnement de six mois à un an, ou de l'une de ces deux peines seulement.

L'usurpation du titre de dentiste sera punie d'une amende de 100 à 500 francs et, en cas de récidive, d'une amende de 500 à 1.000 fr. et d'un emprisonnement de six jours à un mois, ou de l'une de ces deux peines seulement.

. . . .

Art. 20. — Est considéré comme ayant usurpé le titre français de docteur en médecine quiconque, se livrant à l'exercice de la médecine, fait précéder ou suivre son nom du titre de docteur en médecine sans en indiquer l'origine étrangère. Il sera puni d'une amende de 100 à 200 francs.

. . . .

Art. 22. — Quiconque exerce la médecine, l'art dentaire sans avoir fait enregistrer son diplôme dans les délais et conditions fixés à l'article 9 de la présente loi, est puni d'une amende de 25 à 100 francs.

. . . .

Art. 24.— Il n'y a récidive qu'autant que l'agent du délit relevé a été, dans les cinq ans qui précèdent ce délit, condamné pour une infraction de qualification identique.

Art. 25. — La suspension temporaire ou l'incapacité absolue de l'exercice de leur profession peuvent être prononcées par les cours et tribunaux, accessoirement à la peine principale, contre tout médecin, officier de santé, dentiste qui est condamné :

1° A une peine afflictive et infamante ;

2° A une peine correctionnelle prononcée pour crime de faux, pour vol et escroquerie, pour crimes ou délits prévus par les articles 316, 317,331, 332, 334 et 335 du Code pénal ;

3° A une peine correctionnelle prononcée par une cour d'assises pour des faits qualifiés crimes par la loi.

En cas de condamnation prononcée à l'étranger pour un des crimes et délits ci-dessus spécifiés, le coupable pourra également, à la requête du ministère public, être frappé, par les tribunaux français, de suspension temporaire ou d'incapacité absolue de l'exercice de sa profession.

Les aspirants ou aspirantes aux diplômes de docteur en médecine, d'officier de santé, de chirurgien-dentiste, condamnés à l'une des peines énumérées aux paragraphes 1, 2 et 3 du présent article, peuvent être exclus des établissements d'enseignement supérieur.

La peine de l'exclusion sera prononcée dans les

conditions prévues par la loi du 27 février 1880

En aucun cas, les crimes et délits politiques ne pourront entraîner la suspension temporaire ou l'incapacité absolue d'exercer les professions visées au présent article, ni l'exclusion des établissements d'enseignement médical.

Art. 26. — L'exercice de leur profession par les personnes contre lesquelles a été prononcée la suspension temporaire ou l'incapacité absolue, dans les conditions spécifiées à l'article précédent, tombe sous le coup des articles 17, 18, 19, 20 et 21 de la présente loi.

Art. 27. — L'article 463 du Code pénal est applicable aux infractions prévues dans la présente loi.

Titre VI

Dispositions transitoires.

Art. 28. — Les médecins et sages-femmes venus de l'étranger, autorisés à exercer leur profession avant l'application de la présente loi, continueront à jouir de cette autorisation dans les conditions où elle leur a été donnée.

Art. 29. — Les officiers de santé reçus antérieurement à l'application de la présente loi, et ceux reçus dans les conditions déterminées par l'article 31 ci-après, auront le droit d'exercer la médecine et l'art dentaire sur tout le territoire de la République. Ils seront soumis à toutes les obli-

gations imposées par la loi aux docteurs en médecine.

Art. 30. — Un règlement délibéré en Conseil
supérieur de l'Instruction publique déterminera
les conditions dans lesquelles : 1° un officier de
santé pourra obtenir le grade de docteur en médecine ; 2° un dentiste qui bénéficie des dispositions transitoires ci-après pourra obtenir le diplôme
de chirurgien-dentiste (1).

Art. 31. — Les élèves qui, au moment de l'application de la présente loi, auront pris leur première inscription pour l'official de santé, pourront
continuer leurs études médicales et obtenir le
diplôme d'officier de santé.

Art. 32. — Le droit d'exercer l'art dentaire est
maintenu à tout dentiste justifiant qu'il est inscrit
au rôle des patentes au 1er janvier 1892.

Les dentistes se trouvant dans les conditions
indiquées au paragraphe précédent n'auront le

1. Il s'agit, ici, de l'article 5 du décret du 25 juillet 1893,
ainsi conçu :

« Les dentistes inscrits au rôle des patentes, au 1er janvier
1892, peuvent postuler le diplôme de chirurgien-dentiste à la
seule condition de subir les examens prévus par l'article 3 du
présent décret.

« Les dentistes de nationalité française, inscrits à ce rôle
antérieurement au 1er janvier 1889, sont dispensés en outre
du premier examen.

« Les dentistes pourvus, antérieurement au 1er novembre
1893, d'un diplôme délivré par l'une des Écoles d'enseignement
dentaire existant en France à la date du présent décret, peuvent postuler le diplôme de chirurgien-dentiste à la seule condition de subir le deuxième examen. »

droit de pratiquer l'anesthésie qu'avec l'assistance d'un docteur ou d'un officier de santé.

Les dentistes qui contreviendront aux dispositions du paragraphe précédent tomberont sous le coup des peines portées au deuxième paragraphe de l'article 19.

. . . .

Art. 34. — La présente loi ne sera exécutoire qu'un an après sa promulgation.

Art. 35. — Des règlements d'administration publique détermineront les conditions d'application de la présente loi à l'Algérie et aux colonies et fixeront les dispositions transitoires ou spéciales qu'il sera nécessaire d'édicter ou de maintenir.

Un règlement délibéré en Conseil supérieur de l'Instruction publique déterminera les épreuves qu'auront à subir, pour obtenir le titre de docteur, les jeunes gens des colonies françaises ayant suivi les cours d'une École de médecine existant dans une colonie.

Art. 36. — Sont et demeurent abrogées, à partir du moment où la présente loi sera exécutoire, les dispositions de la loi du 19 ventôse an XI et généralement toutes les dispositions de lois et règlements contraires à la présente loi.

La présente loi, délibérée et adoptée par le Sénat et par la Chambre des députés, sera exécutée comme loi de l'État.

TABLE DES MATIERES

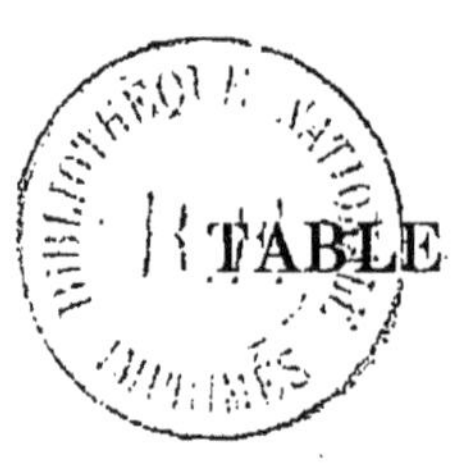

MAYENNE IMPRIMERIE CHARLES COLIN

9 782014 026511